AF404742

PUBLICATIONS DU JOURNAL DES SCIENCES MÉDICALES DE LILLE.

DE

L'ACIDE PHÉNIQUE

APPLIQUÉ AU TRAITEMENT DE LA FIÈVRE;

Réponse à M. Raymond, agrégé de la Faculté de Paris
et médecin de l'hôpital Tenon,

PAR

le Dr Henri DESPLATS,

Professeur de clinique médicale à la Faculté libre de Médecine de Lille,
Médecin de l'hôpital Sainte-Eugénie.

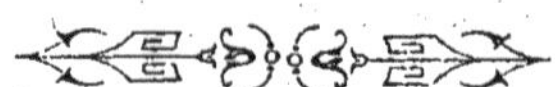

PARIS,

LIBRAIRIE J.-B. BAILLIERE ET FILS

19, RUE HAUTEFEUILLE, 19

(près du boulevard Saint-Germain).

1881.

DE

L'ACIDE PHÉNIQUE

APPLIQUÉ AU TRAITEMENT DE LA FIÈVRE ;

Réponse à M. RAYMOND, *agrégé de la Faculté de Paris et médecin de l'hôpital Tenon,*

Par H. DESPLATS.

On lisait le 23 juillet dernier, dans la *Gazette médicale de Paris*, le travail suivant :

DU TRAITEMENT DE LA FIÈVRE TYPHOÏDE ET AUTRES AFFECTIONS INFEC-
TIEUSES PAR LA MÉDICATION PHÉNIQUÉE SIMPLE OU ASSOCIÉE AU
PHÉNATE DE SOUDE , par **M.** RAYMOND , agrégé à la Faculté de
médecine. (Communication faite à la Société de Biologie, séance
du 9 juillet.)

Les théories modernes sur la genèse des maladies infectieuses
permettent de supposer qu'elles sont le résultat de l'action de microbes qui envahissent l'organisme en se localisant plus spécialement,
suivant les affections, en certaines régions ; peut-être en est-il ainsi
pour la fièvre typhoïde. En rapport avec cette idée, il se fait un
grand mouvement thérapeutique aujourd'hui, en France et à l'étranger, en faveur de la médication dite *antiseptique*.

Parmi les agents qui ont été préconisés, un de ceux qui occupent le premier rang est à coup sûr l'acide phénique. Son mode d'emploi, son action physiologique et thérapeutique ont été beaucoup étudiés, mais on n'est pas d'accord sur le mode d'administration, ni sur les doses à prescrire, et certains auteurs n'ont pas craint de conseiller son emploi à doses massives : 8, 10, 12 grammes même. Dans mon service, à l'hôpital Tenon, j'ai fait un grand nombre d'essais médicamenteux de cette substance ; je désire communiquer, aujourd'hui, à la Société de biologie, le résultat de ces recherches.

J'ai employé l'acide phénique à l'intérieur, sous trois formes : ou bien en pilules, ou en lavements, ou en solution pour injections, dans les grandes cavités, cavités pleurales ; à l'extérieur, pour lotion de surfaces malades atteints de fièvres typhoïdes, d'érysipèles, de pleurésies purulentes, de tuberculoses, avec température de 40° et plus.

I. — Dans une première série de malades, malades *atteints de fièvres typhoïdes graves*, j'ai commencé par faire donner deux lavements contenant chacun vingt-cinq centigrammes d'acide phénique, un le matin, un le soir. En même temps, je faisais prendre, dans la journée, à l'intérieur cinq pilules de dix centigrammes d'acide phénique, une toutes les deux heures. J'ajoutai à ces médicaments du bouillon comme aliment et de l'eau vineuse comme boisson.

Au bout de quelques jours, je fis employer des lavements contenant 50 centigrammes d'acide phénique, et je doublai également, pour quelques malades, le nombre des pilules.

Les résultats obtenus peuvent se résumer de la façon suivante : l'abaissement de température est déjà manifeste un quart d'heure après l'administration du lavement, mais il n'est, au bout de ce temps, que de quelques dixièmes de degré, cinq ou six au plus. Une heure après le lavement, la température est de un degré plus basse ; deux heures après, elle s'abaisse encore de un degré : trois heures après, on note encore un nouvel abaissement de quatre à cinq dixièmes de degrés. Donc, dans les trois heures qui suivent l'administration de chaque lavement phéniqué, on obtient facilement un abaissement de température de trois degrés. (Ces résultats ont été obtenus avec les lavements à la dose de vingt-cinq centigrammes par lavement et de cinquante centigrammes d'acide phénique à l'intérieur.)

Il faut ajouter que l'abaissement de température ne dure jamais plus de trois heures, et la température observée avant le lavement est rapidement atteinte de nouveau.

Un fait remarquable et qui a été constant dans toutes mes observations, c'est le suivant : les effets que je viens d'indiquer sont bien plus rapides lorsque l'acide phénique a été administré depuis plusieurs jours. Ainsi on obtient un abaissement de un degré, seulement un quart d'heure après l'administration du lavement, lorsqu'il y a trois jours que l'on emploie cette médication, tandis que le premier jour, cet abaissement de un degré n'est constaté qu'une heure après le premier lavement.

Après l'administration du lavement (habituellement au bout de un quart d'heure à une demi-heure) il se produit, très habituellement, une fluxion très marquée du côté de la peau, et rapidement, en quelques minutes, une sudation générale, très abondante, sudation qui débute par la face. On est obligé de changer les malades jusqu'à deux fois de chemise en un quart d'heure.

A propos de l'apparition de ces sueurs si abondantes, je me suis posé la question de savoir si l'abaissement de température était dû à celles-ci. On sait quelle place cette manière de voir tenait dans la théorie humorale. Pour me faire une opinion à cet égard, au moment où les sueurs commençaient à apparaître sous forme de gouttelettes à la surface du visage, je fis des injections sous-cutanées de un demi-milligramme d'atropine, ou de un quart de milligramme de duboisine ; j'arrêtai ainsi complètement la sudation et elle ne se produisit pas du tout les heures consécutives : or, *l'abaissement* de température fut exactement le même. J'ajoute que mes malades supportèrent très bien cette suppression des sueurs. J'ai fait des essais semblables différentes fois, soit dans des fièvres catarrhales, soit dans des fièvres intermittentes, soit dans le cours de rhumatismes articulaires aigus, je n'ai jamais observé d'inconvénients à procéder ainsi.

Comme il a été dit plus haut , j'ai donné à quelques malades des lavements phéniqués contenant cinquante centigrammes d'acide phénique et , en outre , un gramme d'acide phénique à l'intérieur, en pilules. Pour quelque-uns je me suis bien trouvé de ces doses , mais pour d'autres j'ai eu de l'hypothermie (35°), de la torpeur, des vomissements , des frissons généralisés , des convulsions , etc., en un mot tous les signes d'un véritable empoisonnement. L'acide phénique paraît , dans ces cas , agir comme la strychnine, probablement sur les cellules des cornes antérieures de la moelle ; elle excite les vaisseaux, puis les centres sudoripares, puis, et, en dernier lieu seulement , elle produit des convulsions. Chez ces malades l'urine devient noire , et elle se fonce de plus en plus à mesure qu'elle est exposée à l'action de l'air et de la lumière. Il est très facile de mettre l'acide phénique en évidence , soit à l'aide de l'acide nitrique , soit par le perchlorure de fer, en procédant comme pour la recherche du salicylate de soude. Mais le réactif le plus sensible est l'eau bromée , qui d'après M. Mehu , dévoile les moindres traces d'acide phénique. En effet, en versant quelques gouttes d'eau bromée dans un tube contenant de l'urine phéniquée (si légère que soit la quantité d'acide phénique) il se forme un précipité blanchâtre , analogue à celui d'une urine albumineuse traitée par l'acide nitrique ; ce dépôt blanc est, comme nous l'ont appris les chimistes , un tribromo-phénol. — Ordinairement les phénomènes de collapsus ne durent que quelques heures , mais l'urine reste noirâtre pendant plusieurs jours , même en supprimant l'emploi de l'acide phénique. Le fait suivant le prouve :

« Chez un jeune homme de 18 ans , ayant une pleurésie purulente , à la suite de l'opération de l'empyème ; je fis laver la plèvre avec un demi litre d'eau phéniquée au 20° (1). La température qui, le matin, avant l'opération, était de 38°5 , tomba le soir à 35°5, et en même temps que les phénomènes du collapsus se produisirent, les

---

(1) M. Raymond n'a pas remarqué que, dans ce cas , il avait injecté VINGT-CINQ GRAMMES d'acide phénique en une fois, dans une cavité où l'absorption est très rapide. Il est probable que l'abaissement de la température fut encore plus grand qu'il ne l'indique, et je ne serais pas surpris que des convulsions se fussent produites.   H. D.

urines devinrent noires. Ce que voyant, je fis laver la plèvre avec des injections d'eau chaude, contenant en dissolution de l'acide borique, et je cherchai à réchauffer le malade avec du café, de la potion de Todd, etc. J'ordonnai également la potion suivante :

> Sulfate de soude............ 5 grammes.
> Eau distillée................ 125 »
> Sirop de framboises......... 25 »

Comme on le sait, le sulfate de soude est regardé comme le contre-poison de l'acide phénique. Sous l'influence de ce traitement, le lendemain matin la température était de 36°, le soir de 37°3. Depuis lors, la température oscille entre 37° et 37°4. Mais l'eau bromée, sept jours après la cessation de l'emploi de l'acide phénique en lavage, montre encore des traces de celui-ci dans les urines. »

Ces accidents de collapsus me ramenèrent à mes premières formules, et vraiment je ne puis comprendre comment certains auteurs ont conseillé 8, 10 et 12 grammes d'acide phénique à l'intérieur, soit en lavement, soit en potion (1).

Je dois ajouter que chez un de mes malades, atteint d'une fièvre typhoïde très grave, j'eus un jour une péritonite par perforation cæcale. Je crois qu'il n'y eut là qu'une simple coïncidence ; malgré cela je résolus d'abandonner l'emploi de l'acide phénique à l'intérieur, administré en pilules.

II. — Depuis lors je me contentai de faire donner des lavements phéniqués, deux par jour, un le matin, un le soir; chaque lavement contenait vingt-cinq centigrammes d'acide phénique. J'eus connaissance, à ce moment, des essais faits par mon collègue Hallopeau (2),

---

(1) Jusqu'ici j'ai seul conseillé l'administration de pareilles doses, non en une potion, comme le dit M. Raymond, mais en 12 ou 15 lavements. Les résultats obtenus et les observations *in extenso* sont publiés dans la thèse de M. Van Oye, et n'ont pas été contestés.   H. D.

(2) M. Raymond qui indique à quel moment il eut connaissance des expériences faites par M. Hallopeau, qui n'ont qu'un rapport éloigné avec les siennes, ferait bien de dire à quel moment il connut les miennes.   H. D.

avec le salicylate de soude , le sulfate de quinine , etc. Je résolus,
à l'exemple de M. Vulpian , de me servir, pour remplacer l'acide
phénique à l'intérieur, du phénate de soud*, à la dose de un gramme
cinquante , dans une potion administrée en 24 heures. Je me con-
tenterai de dire que , d'après mes observations , ce médicament ,
associé à l'acide phénique en lavement, me parait très bien convenir.
Il n'expose pas aux dangers du collapsus lorsqu'on le manie avec
attention , ni aux perforations , etc , et il donne exactement les
mêmes résultats , relativement à l'abaissement de température , que
l'acide phénique en pilules , à la dose de cinquante centigrammes.

III. — Quels ont été les résultats généraux de ces deux médica-
tions, médication phéniquée simple et médication phéniquée associée
au phénate de soude dans le traitement de la fièvre typhoïde ? Ces
résultats ont été bons , en ce sens que la maladie paraît avoir été
abrégée sensiblement dans sa durée , non en tant que fièvre , mais
bien en tant que convalescence , en ce sens que celle-ci m'a toujours
paru beaucoup plus courte que dans les fièvres typhoïdes abandonnées
à elles-mêmes , ou traitées par les moyens ordinaires. Ces résultats
sont donc à inscrire à côté de ceux obtenus par MM. Jaccoud , Vulpian , Hallopeau, Glénard (1), etc. Mais je me hâte d'ajouter qu'avec
une maladie aussi singulière dans sa marche que la fièvre typhoïde ,
il faut des milliers de faits *bien observés* , très minutieusement suivis,
pour juger de la valeur d'une médication. Il est bien certain que
cette médication est rationnelle , si l'on suppose, ce qui pourrait bien
être la vérité , que la fièvre typhoïde , maladie infectieuse , est le
résultat de l'action des microbes, encore indéterminés, qui paraissent
siéger surtout dans l'intestin grêle et le cœcum.

IV. — La même médication a été appliquée au traitement d'*érysipèles graves*, et elle a donné les meilleurs résultats. Dans ces cas ,
non seulement je faisais donner des lavements phéniqués et administrer le phénate de soude à l'intérieur , mais encore, deux fois

---

(1) L'énumération des auteurs dont les résultats sont signalés par M. Raymond
a quelque raison de me surprendre, aujourd'hui qu'il a avoué que mes travaux lui
étaient connus.   H. D.

par jour, je lavais la surface de la plaque érysipélateuse avec une solution phéniquée au cinquantième. Dans deux cas, en particulier, l'érysipèle, soigné à partir du deuxième jour du développement de de la maladie, n'a duré que six jours.

Il faut, à propos de l'érysipèle, faire les mêmes réserves qu'à propos de la fièvre typhoïde. Les cas sont-ils tous comparables entre eux, je ne le crois pas, et il y a certainement des différences absolues entre les érysipèles, épiphénomènes de maladies générales, et ceux qui véritablement paraissent traduire une infection de l'économie. Je me borne, pour le moment, à rappeler ces faits, si bien étudiés par M. Marotte.

V. — Ainsi qu'il a été dit plus haut, j'ai aussi employé la médication phéniquée dans des cas de tuberculose. J'avais un grand nombre de phtisiques dans mon service, et je choisis ceux dont la température était à peu près constante, à 40° environ. Je n'ai pas obtenu de résultats bien positifs, en ce sens que l'abaissement de température ne durait pas ; il a toujours été extrêmement fugace, à peine de quelques minutes (1). J'ai voulu voir si les inspirations d'acide phénique réussiraient mieux ; je n'ai pas été plus heureux, et cependant, dans des cas de coqueluches, j'avais obtenu, comme d'autres auteurs, en faisant inspirer des solutions phéniquées, de très bons résultats. Malgré ces expériences négatives en ce qui concerne la tuberculose, je suis convaincu qu'il y a là un mode de traitement à chercher, surtout au début de la maladie et avant la fonte du parenchyme pulmonaire ; c'est aussi ce qu'a signalé M. le professeur Bouchard qui s'est occupé de la question.

Tels sont les faits qui m'ont paru dignes d'être communiqués à la Société.

Grande fut ma surprise lorsque je constatai que, dans cette communication à la SOCIÉTÉ DE BIOLOGIE, il n'avait pas été question de mes recherches, que l'auteur avait cependant con-

---

(1) Mes résultats ne concordent pas avec ceux de M. Raymond, j'aurai l'occasion de le montrer prochainement.   H. D.

hues, puisqu'il en reproduisait les principales conclusions, et qu'il annonçait des résultats dont mes expériences me permettent de contester l'exactitude. J'écrivis aussitôt à la *Gazette médicale* les observations que voici :

Il est regrettable que M. Raymond n'ait pas connu les travaux publiés, non autrefois, comme le lui fait dire le compte-rendu du *Progrès médical*, mais il y a quelques mois : j'ai même peine à m'expliquer comment ces travaux, communiqués à l'Académie en septembre et en décembre 1880, publiés dans la *Gazette hebdomadaire* immédiatement après, analysés aussitôt dans presque tous les journaux médicaux et offerts à un grand nombre de sociétés médicales, ont pu échapper à un confrère érudit qui se préoccupait du même sujet et arrivait, par une remarquable coïncidence, à des résultats tout à fait concordants avec les miens. La chose paraîtra encore plus surprenante si on remarque que ce confrère est agrégé de la Faculté, qu'il reçoit, à ce titre, toutes les thèses et qu'il a dû avoir entre les mains, en décembre dernier, celle de mon ancien interne M. Van Oye, dans laquelle sont exposées toutes mes recherches et où se trouvent tous les faits signalés par lui à la Société de biologie ; enfin elle deviendra tout à fait inexplicable lorsque l'on saura que M. Raymond a lu le travail de M. Glénard, consacré tout entier à la critique de mes observations. Ne pouvant attribuer à un dédain systématique l'ignorance dans laquelle est resté M. Raymond des recherches faites et publiées avant les siennes, je ne puis l'expliquer que par une négligence bien malheureuse. C'est à elle qu'il devra aujourd'hui le déplaisir d'apprendre que, dans son travail, tout ce qui est intéressant et vrai avait été déjà constaté et publié, et que le reste est contestable ou inexact.

Ce travail qui, à en croire l'auteur, serait le fruit de longues recherches, ne contient aucun fait, ou plutôt il n'en contient qu'un presque étranger au sujet, dont j'aurai à parler tout à l'heure. Il est divisé en cinq paragraphes d'inégale importance. Je m'occuperai seulement du premier.

Ce paragraphe est consacré à exposer les effets produits par les lavements phéniqués : « Les résultats, dit l'auteur, peuvent se résumer de la façon suivante : l'abaissement de température est déjà manifeste un quart-d'heure après l'administration du lavement, mais il n'est au bout de ce temps que de quelques dixièmes de degré, cinq ou six au plus. Une heure après le lavement, la température est de un degré plus basse ; deux heures après, elle s'abaisse encore de un degré ; trois heures après, on note encore un nouvel abaissement de quatre ou cinq dixièmes de degré. Donc, dans les trois heures qui suivent l'administration de chaque lavement phéniqué, on obtient facilement un abaissement de température de trois degrés. (Ces résultats ont été obtenus avec les lavements à la dose de 25 centigr. par lavement et de 50 centigr. à l'intérieur.) »

En lisant cet exposé, je constate qu'il reproduit fidèlement les principales de mes observations. Le premier fait cité dans mon premier mémoire contient ceci :

« (Carton Émile, 17 ans), 31 juillet :

à 10 h. 05   40°8   lavement de 0 gr. 25 ;
à 10 h. 15   la sueur commence ;
à 10 h. 20   40°4
à 10 h. 35   40°2   sueurs abondantes ;
à 10 h. 50   40°   id.
à 11 h.   39°8   les sueurs ont cessé de se reproduire ;
à 11 h. 10   39°8   id.   id.

» *En une heure, une dose de vingt-cinq centigrammes avait amené un abaissement de température de un degré.* »

M. Van Oye résumant les faits publiés par lui et par moi, dit : (p. 103) « La dépression commence en moyenne au bout de dix à quinze minutes ; une observation attentive montre, dans la généralité des cas, qu'elle est précédée de quelques instants par les phénomènes d'hypérémie cutanée.

» Dans sa descente le thermomètre *franchit*, de dix en dix minutes, deux ou trois dixièmes de degré : *de sorte qu'il peut fléchir de trois degrés en deux heures...* »

Jusqu'ici l'accord est remarquable et je ne puis que me féliciter de voir s'ajouter aux approbations que j'ai déjà reçues de mes confrères de Paris, de Lyon, d'Allemagne et même de Bulgarie la confirmation qu'un homme distingué comme M. Raymond m'apporte. Je serais cependant plus heureux si, par son intervention, il avait fait faire un pas nouveau à la question. Or, malheureusement il n'en est pas ainsi, et je crains bien que l'avenir ne contredise les conclusions que mon confrère a ajoutées à celles qu'il m'a empruntées. Ainsi il affirme, sans restriction, qu'un lavement de vingt-cinq centigrammes abaisse la température de un degré par heure pendant trois heures. Cette affirmation me paraît hasardée et me ferait croire, ou que M. Raymond n'a réuni qu'un petit nombre d'observations personnelles ou que les fièvres de Paris sont plus faciles à abattre que celles de Lille, car cet abaissement de trois degrés en trois heures, à la suite d'un lavement de vingt-cinq centigrammes, est tout à fait exceptionnel, si toutefois il a jamais été observé. Je crois donc devoir recommander aux confrères qui voudraient faire usage de l'acide phénique d'être en défiance contre cette partie des affirmations de M. Raymond. Il n'y a de vrai que ce que j'ai dit dans mon mémoire du 8 décembre : *L'acide phénique est un antipyrétique dont l'action est sûre, prompte et courte.* On ne peut déterminer d'avance quelle sera sa durée : elle dépend du sujet, du moment de l'administration et de la dose (1).

Quant à la manière dont la température se relève après être descendue de trois degrés, M. Raymond se borne à dire : « L'abaissement ne dure jamais plus de trois heures et la température observée avant le lavement est rapidement atteinte de nouveau. »

Ce laconisme me ferait croire que le médecin de l'hôpital Tenon n'a jamais assisté au relèvement de la température, sans cela il aurait signalé les frissons que ses malades ont certainement présentés. Ces frissons, en effet — mon expérience me permet de l'affirmer — ne manquent *jamais* quand, après une chute profonde de la température,

---

(1) Il ne faudrait pas croire que M. Raymond ait même le mérite d'avoir donné le premier des doses faibles. C'est par là que j'ai moi-même commencé, ainsi qu'en témoignent les quinze premières observations de la thèse de M. Van Oye. Si j'y ai renoncé, c'est qu'une expérience de deux ans m'a montré qu'elles sont insuffisantes.

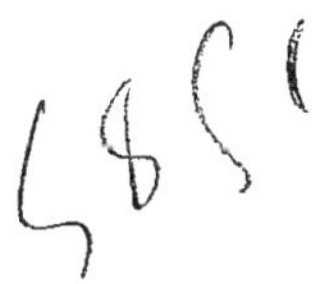

le relèvement est brusque ; aussi ne saurais-je trop m'élever contre l'opinion, jusqu'ici généralement acceptée, qui considère les frissons comme un signe d'empoisonnement [1]. L'acide phénique non seulement ne les produit pas, mais peut les prévenir si on l'administre avant qu'ils ne surviennent, ou les arrêter s'il est administré après leur début. J'ai signalé ce fait dans mon second mémoire et M. Van Oye l'a confirmé dans sa thèse [2].

La description des phénomènes qui suivent l'administration des lavements phéniqués (hypérémie cutanée, sueurs, hypercrinie des muqueuses, etc.) ne diffère en rien de celle que j'ai donnée moi-même, aussi M. Raymond et moi sommes-nous d'accord. Mon confrère n'ajoute qu'un trait au tableau, et je le regrette, car je le crois faux : il assure que les effets sont bien plus rapides lorsque l'acide phénique est administré depuis plusieurs jours : « Ainsi, dit-il, on obtient un abaissement de un degré, un quart-d'heure après l'administration du lavement, lorsqu'il y a trois jours que l'on emploie cette médication, tandis que le premier jour cet abaissement de un degré n'est constaté qu'une heure après le premier lavement. »

Ceci est bien une découverte de M. Raymond et je lui en laisse le mérite et la responsabilité, car mes élèves et moi avons toujours constaté que le même sujet est plus sensible à l'action de l'acide phénique le premier jour que les jours suivants.

Après avoir fait connaître les effets immédiats de l'acide phénique, M. Raymond expose les accidents qu'il dit avoir observés :

II. « Comme il a été dit plus haut, j'ai donné à quelques malades des lavements phéniqués contenant 50 centigr. d'acide phénique, et en outre 1 gr. d'acide phénique en pilules. Pour quelques-uns, je me suis bien trouvé de ces doses, mais pour d'autres j'ai eu de l'hypothermie (35^n), de la torpeur, des vomissements, des frissons généralisés, des convulsions, etc., en un mot tous les signes d'un véritable

---

(1) La même chose doit être dite des urines noires qui indiquent seulement le passage de l'acide phénique dans les urines.

(2) Comment se fait-il que les frissons, considérés comme un signe d'empoisonnement chez les fébrifitants, n'aient jamais été notés dans les cas d'empoisonnement observés chez l'homme sain ?

empoisonnement .. ». Et à l'appui de ces affirmations, bien graves pourtant, il ne cite aucun fait. J'en suis donc réduit à opposer à ces affirmations les faits que j'ai moi-même recueillis.

Depuis quatre ans que je poursuis mes expériences avec le concours et sous le contrôle de mes élèves, j'ai observé UNE fois des CONVULSIONS chez un jeune homme, convalescent de fièvre typhoïde, qui avait pris, *en un seul lavement*, CINQ GRAMMES d'acide phénique. Ainsi que je l'ai dit [1], ces accidents durèrent de douze à quinze minutes et n'eurent aucune suite fâcheuse. Depuis et avant cette époque, je n'ai JAMAIS observé de convulsions, si ce n'est chez les chiens auxquels il a fallu administrer de deux à quatre grammes, selon leur taille. Je me demande comment, avec sa prudence et en s'en tenant aux doses qu'il indique, M. Raymond a pu observer des convulsions. Il affirme les avoir constatées, il faut l'en croire, mais ses assertions auraient bien plus de force s'il les appuyait, non de milliers de faits bien observés, comme il le dit à la fin de son travail, mais de quelques-uns.

Quant à l'hypothermie, aux vomissements et à la torpeur, que M. Van Oye et moi avons décrits sous le nom de collapsus, nous les avons observés QUATRE fois après l'administration d'emblée de plus d'un gramme d'acide phénique. Dans les quatre cas, au bout de quatre ou cinq heures, les malades avaient reconquis leur température primitive [2]. Ils furent tous observés dans mon service en septembre 1880, au moment où je faisais mes premières recherches sur l'action antipyrétique des doses fréquemment répétées d'acide phénique.

---

(1) Voir mon deuxième mémoire, p. 25. Cette dose de *cinq grammes* fut administrée à un malade qui, depuis une dizaine de jours, prenait 8, 10 et 12 grammes à doses fractionnées. L'interne qui prit l'initiative de cette administration voulait voir si une dose massive ne pourrait pas produire les mêmes effets que des doses fractionnées. Il était arrivé à cette dose de cinq grammes graduellement. Il avait d'abord administré 3 gr. au commencement de la nuit, puis 4 gr. qui avaient été bien tolérés, puis enfin 5 gr. Cet accident se produisit après la publication de mon premier mémoire, et je le signalai dans mon second en même temps que les autres accidents observés. Depuis, les conditions d'administration étant bien déterminées, nous n'avons plus eu d'effets toxiques à enregistrer.

(2) Chez tous ces malades, l'acide phénique fut continué pour leur plus grand profit.

Depuis, quoique j'ai continué à administrer ce médicament avec hardiesse, je n'ai plus observé de collapsus. J'ai donc des doutes sur les cas produits par M. Raymond avec des doses de 50 centigr., d'autant que le seul fait qu'il cite comme exemple contredit formellement ses affirmations. Il s'agit d'un pleurétique (On me permettra de m'étonner qu'un travail sur le traitement de la fièvre typhoïde ne contienne qu'une observation très écourtée de pleurésie) auquel on faisait des lavages de la plèvre avec une solution au 20°. Le jour où survinrent les accidents, on lui avait injecté un demi-litre de cette solution. On ne dit pas combien de temps le liquide de l'injection resta en contact avec la plèvre ni quelle quantité fut laissée. Elle devait être considérable, puisque le soir (l'injection avait été faite le matin) le thermomètre marquait 35°5 et le lendemain 36°.

A l'énumération des accidents que peut provoquer l'acide phénique, M. Raymond ajoute un *etc.* plein de menaces, qui suffirait pour inspirer la terreur aux plus hardis et les éloigner d'administrer un médicament qui ne se contente pas de provoquer des convulsions, de l'hypothermie, des vomissements et des frissons. Je me demande ce qui se cache derrière cet *etc.*, et je serais bien reconnaissant à mon confrère s'il voulait me le révéler. Serait-ce le danger des congestions pulmonaires? Il me rendrait un vrai service en publiant ce qu'il a réellement observé sur ce sujet, car je suis encore dans le doute. Serait-ce la crainte des dégénérescences du rein? Je serais bien heureux que M. Raymond publiât ce qu'il en sait; peut-être que ses observations jointes aux miennes feraient la lumière sur ce point encore obscur. Je ne puis croire que cet *etc.* cache l'énumération un peu singulière de M. Glénard (hémorragies internes, eschares, abcès, muguet, périostite phlegmoneuse, parotidite), aussi je supplie mon confrère M. Raymond de me l'expliquer. Rien n'est dangereux comme les ennemis qu'on ne connaît pas.

Je pourrais ajouter d'autres critiques à celles qui précèdent, mais il faut se borner pour ne pas abuser de l'hospitalité qui m'est gracieusement accordée par la *Gazette*. Je me résumerai donc en répétant une phrase du début de mon article :

Dans le travail de M. Raymond, tout ce qui est intéressant et vrai avait été déjà constaté et publié par moi ; le reste est contestable ou inexact.

L'accusation était nette et M. Raymond était formellement invité à produire les principales de ses expériences s'il ne voulait qu'il en résultât, pour ses travaux, une certaine déconsidération. Il s'est borné à la réponse suivante :

M. Ricklin a bien voulu me communiquer le travail de M. Desplats de Lille, en réponse aux quelques lignes publiées dans la *Gazette médicale*, et résumant ma communication faite à la Société de biologie dans la séance du 9 juillet. Je n'ai pas désiré faire un travail bibliographique ; j'ai simplement voulu m'éclairer moi-même, en procédant graduellement, sur la valeur de l'acide phénique, employé intus et extra, comme agent antipyrétique, et je suis venu raconter ce que j'ai vu, ainsi que les élèves du service. Je savais, lors de ma communication, que les résultats obtenus confirmaient certains de ceux annoncés par M. Desplats. Je savais également que certains autres les contredisaient ; que quelques explications données étaient différentes, — action sur les grandes cellules motrices de la moëlle, — et que, même, quelques expériences, suppression des sueurs, emploi du phénate de soude, etc., n'avaient pas été tentées par mon confrère. La contradiction sur le terrain expérimental ne peut se juger que par d'autres expériences, faites exactement dans les mêmes conditions : même variété de la fièvre ; certitude que tout l'acide phénique prescrit a été mis dans les lavements, dans les potions, et a été absorbé par le malade ; durée du temps que celui-ci a gardé le lavement, etc. Donc à d'autres faits et à d'autres expérimentateurs de trancher la question.

Pour qui sait lire, cette réponse est un aveu, et je la considérerais pour ma part, comme me donnant satisfaction, s'il s'agissait seulement de mon amour-propre scientifique, mais il y a autre chose dans mes observations qu'une revendication de priorité : il y a une critique des conclusions que M. Raymond a produites en opposition avec les miennes.

Je me suis étonné que M. Raymond n'eût appuyé son travail d'aucune observation qu'il fût possible de discuter. Or, dans sa réponse, M. Raymond ne produit aucune observation justificative.

J'ai dit qu'il n'est point exact que 25 centigrammes d'acide phénique abaissent la température de un degré par heure pendant trois heures. J'ai donné mes raisons et produit des faits, M. Raymond ne m'oppose qu'une affirmation.

J'ai dit qu'il n'est point exact que l'acide phénique produise des effets plus rapides après plusieurs jours d'administration et j'ai invoqué des faits. M. Raymond n'a pour lui que ses affirmations (1).

J'ai contesté le tableau fantaisiste des accidents produit par M. Raymond et demandé des faits à l'appui. M. Raymond n'en a produit aucun.

Jusqu'à nouvel ordre donc, il n'est pas nécessaire de recourir à d'autres expérimentateurs, et il m'est permis de considérer comme inattaquées les conclusions que je reproduis d'après la thèse de M. Van Oye. Il suffira de les lire pour voir que l'élève ne s'est pas plus laissé aller que le maître à un enthousiasme irréfléchi :

1. L'acide phénique est un poison du système nerveux, qui possède à un haut degré la propriété d'abaisser la température de l'homme et des animaux supérieurs.

2. Des doses d'acide phénique sans action appréciable sur la température normale, suffisent à abaisser la température fébrile.

3. Cet abaissement se produit chez tous les fébricitants, aussi bien dans les phlegmasies simples que dans les pyrexies infectieuses.

---

(1) Au moment où je corrige les épreuves de cet article, m'arrive une observation de M. Chantemerre, à la suite de laquelle se trouve la réflexion suivante : *« On peut donc supposer qu'il se produit une espèce de tolérance en vertu de laquelle l'action anti-thermique de l'acide phénique cesse de se produire, la dose du médicament restant la même. »* (*Thérapeutique contemporaine*, n° du 31 août. »

4. Il débute quelques instants après l'absorption du médicament ; son étendue varie, suivant la dose, de 1 à 3° centigrades, sa durée de une à trois heures.

5. Il a pour mécanisme probable la déperdition calorique résultant de l'hypérémie cutanée et des sueurs plus ou moins abondantes qui coïncident avec sa production.

6. Un frisson et tous les phénomènes de l'accès fébrile surviennent lorsque l'action antipyrétique de la dose précédente est épuisée ; en même temps la température remonte brusquement à son niveau primitif ou au-delà.

7. Une nouvelle dose peut interrompre cet accès et même le prévenir lorsqu'elle est administrée à temps.

8. Les doses suffisantes pour produire tout l'effet antipyrétique utile n'exercent aucune action toxique nocive immédiate sur le fébricitant.

9. 50 centigr. administrés par la voie rectale suffisent dans tous les cas au début. On peut, en général, atteindre progressivement la dose de 2 gr. *pro dosi*, de 12 gr. *pro die*.

10. 1 gr. d'emblée a suffi chez certains sujets d'une susceptibilité spéciale, à produire une dépression thermique allant jusqu'à 34°5. Cet abaissement exagéré n'a eu, dans aucun cas, de suite fâcheuse pour le sujet.

11. Les congestions pulmonaires sont le danger à craindre et à éviter.

12. Nous avons signalé l'albuminurie, la polyurie, les dégénérescences graisseuses (?) comme effets possibles de fortes doses longtemps prolongées.

13. C'est pour combattre l'hyperthermie dans les fièvres continues et les accès dans les fièvres intermittentes, que les propriétés antipyrétiques de l'acide phénique doivent être réservées.

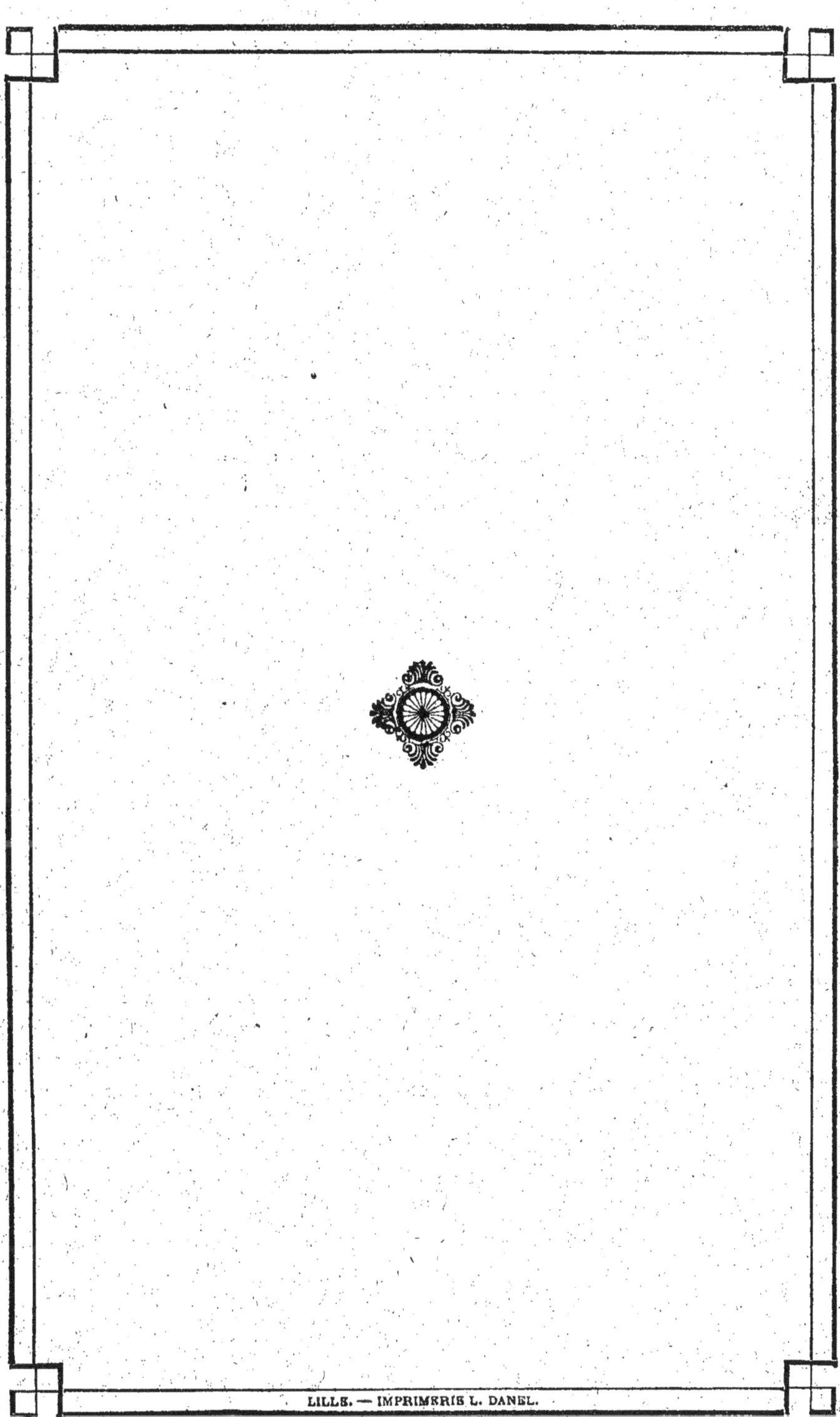

LILLE. — IMPRIMERIE L. DANEL.